BEI GRIN MACHT SICH IHR
WISSEN BEZAHLT

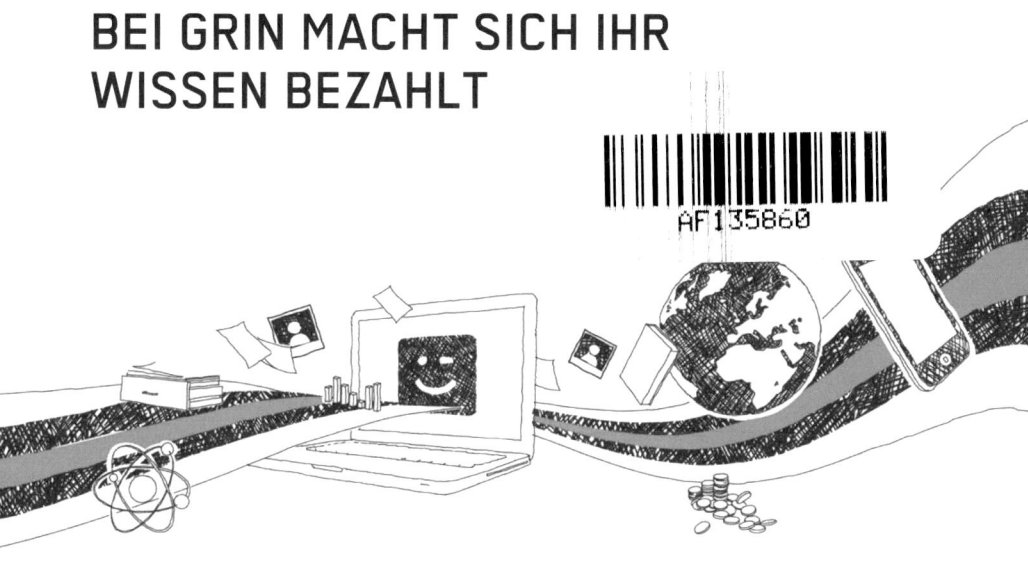

AF135860

- Wir veröffentlichen Ihre Hausarbeit,
  Bachelor- und Masterarbeit

- Ihr eigenes eBook und Buch -
  weltweit in allen wichtigen Shops

- Verdienen Sie an jedem Verkauf

Jetzt bei www.GRIN.com hochladen
und kostenlos publizieren

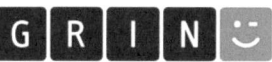

Trauma und Schule. Umgang mit verhaltensauffälligen Schülerinnen und Schülern

Beziehungsarbeit mit traumatisierten Kindern und Jugendlichen

Jördis Moning

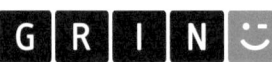

Bibliografische Information der Deutschen Nationalbibliothek:

Die Deutsche Nationalbibliothek verzeichnet diese Publikation in der Deutschen Nationalbibliografie; detaillierte bibliografische Daten sind im Internet über http://dnb.d-nb.de abrufbar.

ISBN: 9783346574909
Dieses Buch ist auch als E-Book erhältlich.

Druck und Bindung: Books on Demand GmbH, Norderstedt Germany
Gedruckt auf säurefreiem Papier aus verantwortungsvollen Quellen

Das vorliegende Werk wurde sorgfältig erarbeitet. Dennoch übernehmen Autoren und Verlag für die Richtigkeit von Angaben, Hinweisen, Links und Ratschlägen sowie eventuelle Druckfehler keine Haftung.

Das Buch bei GRIN: https://www.grin.com/document/1165632

Fakultät für Erziehungswissenschaft

Wintersemester 2019/2020

Umgang mit verhaltensauffälligen Schülerinnen und Schülern unter besonderer Berücksichtigung der Beziehungsarbeit mit traumatisierten Kindern und Jugendlichen

Inhaltsverzeichnis

1 Einleitung

Die folgende Arbeit beschäftigt sich mit der Frage nach einem angemessenen Umgang mit Kindern und Jugendlichen, die aufgrund von Traumatisierungen Verhaltensauffälligkeiten in der Schule zeigen. Der Fokus der Arbeit liegt letztlich auf der Beziehungsarbeit mit traumatisierten Schülerinnen und Schülern.

Zunächst wird der Begriff der Traumatisierung erläutert und in dem Zuge darauf eingegangen, welche Faktoren diese verursachen können. Dabei werden die unterschiedlichen Formen und Folgen in Bezug auf die Persönlichkeitsentwicklung kurz aufgezeigt.

Im Anschluss daran wird sich der Frage gewidmet, welche Auswirkungen traumatische Erlebnisse in Bezug auf die Lernfähigkeit und das Verhalten in der Schule haben können. Letztlich wird auf dieser Grundlage erarbeitet, wie das System Schule mit dieser Herausforderung umgehen sollte. Die Entwicklung von Bindungssicherheit und die Unterstützung der Selbstbemächtigung stehen in Hinblick auf die Beziehungsarbeit in der Schule an dieser Stelle im Fokus.

Dementsprechend lässt sich als Ziel dieser Arbeit festhalten, den Begriff der Traumatisierung zu erläutern und dabei aufzuzeigen, inwiefern Lehrkräfte Symptome in der Schule erkennen und auf dieser Grundlage mit den betroffenen Schülerinnen und Schülern arbeiten können.

2 Traumata

2.1 Definition

In ihrer Annäherung an die psychosoziale Traumatologie erläutert Heidrun Schulze zunächst, dass der Begriff ‚Psychotrauma' aus dem Griechischen stamme und als ‚Wunde' übersetzt werden könne[1]. Ein psychisches Trauma bezeichnet laut Fischer und Riedesser ein „vitales Diskrepanzerlebnis zwischen bedrohlichen Situationsfaktoren und individuellen Bewältigungsmöglichkeiten"[2]. Diese Definition findet sich in unterschiedlicher Literatur und auch Schulze zeigt auf, dass diese als verbreitetste Definition im deutschen Sprachraum gelte, sodass sich diese Arbeit

---

[1] Schulze, Heidrun: Psychosoziale Traumatologie- eine Annäherung. In: Schulze, Heidrun/Loch, Ulrike/ Gahleitner, Silke Brigitte (Hrsg.): *Soziale Arbeit mit traumatisierten Menschen. Plädoyer für eine Psychosoziale Traumatologie.* 3. Auflage. Baltmannsweiler: Schneider Verlag Hohengehren, 2012, S. 6.
[2] Fischer, G./ Riedesser, P. (2009). *Lehrbuch der Psychotraumatologie* (4. Auflage). München; Basel: E. Reinhardt, S. 84.

ebenfalls auf diese Erläuterung stützt[3]. Schulze beschreibt hierzu, dass das Erleben von „außergewöhnlicher Bedrohung"[4] dazu führe, dass die betroffene Person mit Angst und Entsetzen reagiere und es dadurch zu Ohnmacht und Kontrollverlust kommen könne. Das bedeutet, dass in solchen Situationen die individuelle Belastungsfähigkeit überschritten werde und somit Selbstschutzstrategien und erlernte Hilfestrategien als sinnlos erscheinen. Das Gefühl von Hilf- und Schutzlosigkeit gehe dementsprechend mit einer Erschütterung des Selbst- und Weltverständnisses einher[5]. Hierbei handele es sich um einen individuellen Prozess, der „im Inneren der betroffenen Person"[6] stattfinde und dementsprechend nicht bewusst gesteuert werden könne. Außerdem kann festgehalten werden, dass traumatische Ereignisse oft immer wieder durchlebt werden, da die Situationen wiederkehrend in das Bewusstsein gerufen werden, indem beispielsweise Erinnerungen daran geweckt werden oder sich eine ähnliche Situation ergibt[7]. Dieser Aspekt wird im Laufe der Arbeit in Hinblick auf die Folgen traumatischer Ereignisse genauer erläutert.

2.2 Entstehung und Verlauf

Bisher wurde bereits beschrieben, dass Traumatisierungen durch Diskrepanzerlebnisse hervorgerufen werden. Dabei gibt es unterschiedliche Auslöser wie beispielsweise psychische, sexualisierte oder physische Gewalt und Vernachlässigung. Neben zwischenmenschlicher Gewalt können auch Beziehungstraumata und die sogenannte transgenerationelle Traumatisierung, bei der eine Identifikation mit einem leidenden Angehörigen in den Vordergrund tritt, Traumata verursachen[8]. „Verkehrsunfälle, Kriegsereignisse, das Erleben oder Bezeugen von Gewalt und die Erfahrung von sexualisierter Gewalt"[9] können dabei als häufigste Ursachen herausgestellt werden. Im Rahmen dieser Arbeit kann diese Bandbreite von Ursachen nicht detailliert thematisiert werden, sodass sich auf den Aspekt der

---

[3] Vgl. Schulze 2012, S. 6.
[4] Ebd.
[5] Vgl. Fischer & Riedesser 2009, S. 84.
[6] Winter, C. (2015). *Tausend Tode und ein Leben. Sexualisierte Gewalt gegen Kinder Ursachen, Folgen und Therapie* (1. Auflage). Stuttgart: W. Kohlhammer, S. 74.
[7] Schulze 2012, S. 6.
[8] Vgl. ebd., S. 12-24.
[9] Winter 2015, S. 74.

Beziehungstraumata fokussiert wird, da diese insbesondere bei der Arbeit mit Kindern und Jugendliche eine Rolle spielen.

Zudem gibt es unterschiedliche Faktoren, die die Entstehung von Traumatisierungen beeinflussen. Hierzu zählen beispielsweise die gesellschaftlichen und situativen Bedingungen zum Zeitpunkt des Ereignisses[10].

Ob nach einer Phase des Leidens eine Traumatisierung entsteht, hängt dementsprechend von unterschiedlichen Faktoren ab. Die Menschen zeigen individuelle Persönlichkeiten und Lebenserfahrungen auf, sodass sich auch belastende Ereignisse unterschiedlich auf sie auswirken[11]. In diesem Zuge soll insbesondere darauf eingegangen werden, dass es wesentliche Unterschiede in Bezug auf den Entwicklungsstand des Betroffenen gibt.

Kinder und Jugendliche sind auf ein fürsorgliches soziales Umfeld angewiesen, um ihre emotionalen, kognitiven und sozialen Fähigkeiten entsprechend zu entwickeln. Erleben Menschen in einem jungen Alter traumatische Ereignisse, werden sie in der aktuellen Entwicklungsphase eingeschränkt, da sie dann mit der Regulation und Einordnung dieser Erfahrungen beschäftigt sind. Das bedeutet, dass die Möglichkeit der Erkundung der Umwelt verringert wird und hierdurch Entwicklungsverzögerungen entstehen können[12]. Dieser Aspekt kann so weit reichen, dass die Kinder selbst „kein bewusstes Wissen mehr von den traumatischen Erlebnissen haben"[13] und sich ein komplexes System von somatischen, psychischen und sozialen Symptomen entwickelt. Beispielsweise sind das Bewusstsein und die Emotionen verzerrt und es fehlen positive und nahe Bindungen[14]. Eine Reaktion des Kindes kann dann die Anpassung und der Widerstand sein, was sich häufig durch Verhaltensauffälligkeiten wiederspiegelt[15]. Die Jugendphase kann als Sozialisationschance angesehen werden, wenn Angebote angenommen werden, um „sich so aus destruktiven Familienverhältnissen lösen [zu] können"[16]. Wird jedoch keine angemessene Hilfestellung geleistet, entwickeln betroffene Jugendliche eigene Bewältigungsstrategien, indem sie beispielsweise Alkohol und Drogen konsumieren.

---

[10] Vgl. Schulze 2012, S. 6f.
[11] Vgl. Schulze 2012, S. 8.
[12] Vgl. ebd.
[13] Ebd.
[14] Vgl. ebd.
[15] Vgl. ebd.
[16] Ebd.

Hierdurch kommunizieren sie dann nonverbal ihr Leiden und unterbrechen lediglich kurz ihre Erinnerungen. Durch diese Strategien werden traumatische Belastungen jedoch langfristig gesehen unterstützt[17].

2.3 Formen

Wie sich zuvor bereits gezeigt hat, kann die Dauer der Belastungen variieren und dabei auch die Entwicklung von traumatisierten Menschen beeinflussen, was sich in den unterschiedlichen Formen zeigt.

Zum Einen gibt es die Typ-1-Traumatisierung, die auch Monotraumatisierung genannt wird. Als Beispiel gilt das einmalige Erleben einer Naturkatastrophe mit vielen Verletzten. Dementsprechend handelt es sich hierbei um eine Kollektiverfahrung[18]. Zum Anderen gibt es die Typ-2-Traumatisierung, die auch als komplexe Traumatisierung bekannt ist. Diese zeichnet sich durch individualisiert erfahrene Handlungen aus. Ein Beispiel hierfür sind wiederholte Gewalterfahrungen durch Bezugspersonen wie Familienmitglieder[19]. Es handelt sich dementsprechend hauptsächlich um zwischenmenschliche Handlungen wie Gewalt, Beziehungstraumata und Erfahrungen von Kulturrassismus[20]. In der Regel erstrecken sich diese kumulativen Erfahrungen über einen längeren Zeitraum und können dementsprechend als komplexer und undurchsichtiger als Monotraumatisierungen beschrieben werden. Die Folgen sind durch zahlreiche unterschiedliche Problemlagen schwerwiegender[21]. Grund dafür ist, dass eine kontinuierliche Stimulation belastender Erfahrungen stattfindet, die Verletzungen hervorruft[22].

2.4 Die ‚Posttraumatische Belastungsstörung' als Folge von traumatischen Erlebnissen

Geht es einem Menschen noch drei Monate nach einem belastenden Ereignis schlecht, kann davon gesprochen werden, dass „eine posttraumatische Akutreaktion in ein chronisches Leiden übergeht"[23]. Das bedeutet, dass es zu traumatischen

---

[17] Vgl. ebd., S. 9.
[18] Vgl. Schulze 2012, S. 7.
[19] Vgl. ebd.
[20] Vgl. ebd., S. 11.
[21] Vgl. ebd., S. 7.
[22] Vgl. ebd., S. 11.
[23] Vgl. Schulze 2012, S. 7.

Reaktionen kommt, sodass von einer ‚Posttraumatischen Belastungsstörung' (PTSB) gesprochen wird[24]. Dabei werden traumatische Erlebnisse immer wieder durchlebt. Diese sogenannten Flashbacks können beispielsweise durch Bilder, Gedanken oder Sinneswahrnehmungen hervorgerufen werden und sind dementsprechend nicht bewusst steuerbar[25]. Durch das Gefühl einer Reinszenierung der Situation kommt es zu einer intensiven Belastung. Als Folge entwickeln sich Abwehrmechanismen, um jegliche Reize, die mit dem Trauma verbunden werden, zu vermeiden. Beispielsweise werden dann bestimmte Orte oder Aktivitäten gemieden[26]. Die posttraumatische Belastungsstörung zeigt sich dann durch vermindertes Interesse, dem Gefühl der Entfremdung und einer insgesamt eingeschränkten Regulation von Gefühlen. Diese Aspekte können zu Reizbarkeit, Konzentrationsschwäche und Schlafstörungen bis hin zu selbstschädigendem Verhalten und Suizid führen[27].

3 Trauma und Schule

3.1 Verhaltensauffälligkeiten und Lernschwierigkeiten

Unterschiedliche Faktoren beeinflussen das Lernen und Verhalten in der Schule. Hierzu zählen beispielsweise der Geburtsverlauf, mögliche Krankheiten und die familiären, sozialen und schulischen Bedingungen[28]. Zudem wurde bereits in den 80er Jahren herausgefunden, dass insbesondere Verhaltensauffälligkeiten durch unterschiedliche traumatische Ereignisse ausgelöst werden[29]. Grund dafür sei die dauerhafte Erregung des Stresshormons, welche Veränderungen im Gehirn zur Folge haben kann und sich dadurch in Verhaltensstörungen wiederspiegelt[30].

Somit wurde im Laufe der Zeit herausgestellt, dass betroffene Kinder und Jugendliche „besondere Umgangsformen und Orte brauchen"[31], wobei dieser Aspekt an späterer Stelle dieser Arbeit thematisiert wird. Zunächst sollen Auswirkungen von traumatischen Ereignissen in Bezug auf die Schule behandelt werden. Hierbei wird

---

[24] Vgl. ebd., S. 24.
[25] Vgl. ebd., S. 25.
[26] Vgl. ebd.
[27] Vgl. ebd.
[28] Vgl. Ding, Ulrike: Trauma und Schule. Was lässt Peter wieder lernen? Über unsichere Bedingungen und sichere Orte in der Schule. In: Bausum, Jacob u.a. (Hrsg.): *Traumapädagogik. Grundlagen, Arbeitsfelder und Methoden für die pädagogische Praxis.* 2. Auflage. Weinheim und München: Juventa Verlag, 2011, S. 57.
[29] Vgl. Ding 2011, S. 58.
[30] Vgl. Brisch 2011, S. 154.
[31] Ding 2011, S. 58.

sich insbesondere auf Verhaltensauffälligkeiten und Lernschwierigkeiten in der Schule konzentriert.

Kinder und Jugendliche, die bereits traumatische Erfahrungen machen mussten, sind in ihrer sozial-emotionalen Entwicklung erschüttert, was sich in der Schule durch unterschiedliche Symptome äußern kann[32]. Beispielsweise zeigen sie ein unruhiges Verhalten, sind aggressiv und „driften in eine Fantasiewelt ab"[33]. Grund dafür ist oft, dass sie der Zuwendung und dem Leistungsdruck nicht standhalten können und sich eine Angst vor Verletzbarkeit bereits verfestigt hat, sodass es zu Abwehrverhalten und Abneigung kommt. Sie sind dann „wie blockiert"[34], sodass das Aufzeigen von Konsequenzen bei Verweigerung als sinnlos gilt. Wie ein angemessener Umgang dann auszusehen hat, wird im späteren Teil dieser Arbeit beschrieben.
Die betroffenen Kinder und Jugendliche sind oft damit beschäftigt, bekannte Szenen wiederherzustellen, sodass sie blockieren und keine Energie für kognitive Lernprozesse haben. Dieser Aspekt äußert sich in Wahrnehmungs- und Konzentrationsstörungen[35]. Die unterschiedlichen Herausforderungen in der Schule haben dementsprechend gleichzeitig Auswirkungen auf ihr Verhalten und ihre Lernfähigkeit. Probleme zu diskutieren und dabei mehrere Lösungen zu akzeptieren fällt ihnen oft schwer, da ihre Unsicherheit in diesen Situationen überwiegt und sie sich dadurch gestresst fühlen. Diese Blockade wird dadurch unterstützt, dass weitere Schutzstrategien aufgebaut werden, um Schmerz und Leid zu vermeiden. Sie sind es zudem oft nicht gewohnt, Geschehnisse in Worte zu fassen, sodass sich oft Sprachprobleme zeigen[36].

Es lässt sich dementsprechend festhalten, dass sich traumatische Erfahrungen sowohl in Bezug auf das Verhalten als auch auf die Lernfähigkeit auswirken und Unsicherheiten ein Unwohlsein in der Schule hervorrufen, was wiederum zu Lernblockaden führt. Als Schutzmechanismen entwickeln sich Ablehnung, Aggressivität und Flucht[37].

---

[32] Vgl. ebd.
[33] Ebd., S. 57.
[34] Ebd., S. 57.
[35] Vgl. ebd., S. 59.
[36] Vgl. ebd.
[37] Vgl. Ding 2011, S. 59f.

3.2 Das System Schule zu einem sicheren Ort werden lassen

Es hat sich gezeigt, dass das System Schule für traumatisierte Kinder und Jugendliche einige Schwierigkeiten bereithält, die zu bewältigen sind. Laut Ulrike Ding gelte das Herstellen einer „Waage zwischen professioneller Distanz, empathischem Verhalten, Verständnis und Zuwendung"[38] als Anforderung an die Institution Schule. Das bedeutet, dass das Übernehmen der Erziehungsverantwortung als Aufgabe festgehalten werden kann. Zudem soll die Schule den Schülerinnen und Schülern Raum zur Erholung geben und nicht nur als Ort zum Lernen kognitiver Inhalte angesehen werden. Die Neugierde der Kinder soll geweckt werden, die Atmosphäre soll durch Zugewandtheit, Sicherheit und Präsenz gekennzeichnet sein, sodass eine stärkende Umgebung geschaffen wird. Durch ein Netzwerk verschiedener Professionen müsse es gelingen, traumatisierten Kindern und Jugendlichen eine wichtige Unterstützung auf dem Weg der Heilung zu sein[39].

Folgende strukturgebende Elemente können dazu beitragen, dass die Schule für traumatisierte Kinder und Jugendliche zu einem sicheren Ort werden kann. Da es betroffenen Schülerinnen und Schülern oft schwerfällt, mit den gängigen Unterrichtsmethoden zu arbeiten, ist es wichtig, ihnen klare Strukturen zu geben, indem beispielsweise Tagespläne sichtbar aufgehängt und besprochen werden[40]. Zudem müssen Regeln formuliert werden, die Verhaltensweisen in der Schule aufzeigen. Dabei ist es durchaus sinnvoll, dass alle Lehrkräfte, die in der jeweiligen Klasse eingesetzt werden, über die Regeln und Rituale informiert werden, damit keine Unterbrechungen entstehen können, die für betroffene Kinder und Jugendliche schwer zu bewältigen wären[41]. Letztlich ist es ebenso wichtig, Entspannungsphasen einzuplanen, wobei insbesondere auch in offenen Unterrichtsstunden wie beispielsweise im Sportunterricht auf eine strukturierte Planung geachtet werden sollte[42]. Letztlich gibt es die Sprachstruktur, die jedoch mit der Beziehungsstruktur einhergeht und dementsprechend ebenso im folgenden letzten Kapitel dieser Arbeit aufgegriffen wird.

---

[38] Ebd., S. 67.
[39] Vgl. ebd., S. 67f.
[40] Vgl. ebd., S. 62.
[41] Vgl. ebd.
[42] Vgl. ebd.

4 Beziehungsarbeit mit traumatisierten Schülerinnen und Schülern

4.1 Bindungstheorie

Die sogenannte Bindungstheorie wurde erstmals von John Bowlby formuliert beinhaltet den Aspekt, „dass ein Säugling bei seiner Geburt eine angeborene Motivation mitbringt, sich an einen Menschen zu binden, der für ihn zu einem sicheren Hafen wird"[43]. Zudem bleibt festzuhalten, dass diese Bindungssicherheit, die sich in der Säuglingszeit entwickelt, zeitlebens bestehen bleibe und alle Menschen zu Bindungspersonen für andere werden können. Ihre Aufgabe sei es dann, das Überleben des Säuglings zu sichern, da er in dieser Phase vollkommen von seiner Bindungsperson abhängig sei[44]. Wenn dann eine Trennung von dieser Bindungsperson stattfindet, wird ein Angstgefühl hervorgerufen und somit das Bindungsbedürfnis aktiviert. Dementsprechend findet dann eine aktive Suche nach Nähe statt, sodass der Körperkontakt mit einer Bindungsperson die zuvor entstandene Angst wieder besänftigen könnte[45].

In Bezug auf das vorige Kapitel lässt sich festhalten, dass ein Wechselkontakt zwischen dem Bindungs- und Erkundungssystem des Menschen besteht. Das bedeutet, dass das Bindungsbedürfnis aktiviert wird, wenn ein Kind Angst in der Schule hat und die Lernfähigkeit folglich dadurch blockiert wird. Dementsprechend kann die Bindungssicherheit als Voraussetzung für jegliche emotionalen und kognitiven Lernprozesse festgehalten werden[46].

Das Bindungsbedürfnis des Menschen prägt die Persönlichkeit und das Verhalten und wirkt sich dementsprechend ebenso auf die Entwicklung und die Lernmotivation aus. Dies geschieht, indem durch Erfahrungen mit engen Bezugspersonen ein subjektives Wissen und Gefühl zu Situationen entwickelt wird[47]. Traumatisierte Kinder und

---

[43] Brisch, Karl Heinz: „Schütze mich, damit ich mich finde". Bindungspädagogik und Neuerfahrungen nach Traumata. In: Bausum, Jacob u.a. (Hrsg.): *Traumapädagogik. Grundlagen, Arbeitsfelder und Methoden für die pädagogische Praxis*. 2. Auflage. Weinheim und München: Juventa Verlag, 2011, S. 145.
[44] Vgl. ebd.
[45] Vgl. ebd.
[46] Vgl. ebd.
[47] Vgl. Ding 2011, S. 60.

Jugendliche haben letzteren Aspekt oft nicht erleben dürfen und sind somit „in ihrer Bindungsdynamik erschüttert"[48]. Folglich entwickeln sie Bindungsmuster, die es ihnen schwer machen, Nähe zuzulassen. Sie haben die Sicherheit verloren und verlassen sich selten auf andere Menschen, sodass sich das Gefühl des Alleinseins oft durch Angst, Wut und Verzweiflung zeigt. Sie entwickeln dann ihre eigenen Strategien, indem sie beispielsweise Bindungen meiden. Die Auseinandersetzung mit sich selbst fällt ebenso schwer, sodass Konflikte oft ungelöst bleiben, da sich Betroffene keine Hilfe holen[49].

4.2 Bindungsorientierte pädagogische Arbeit - Entwicklung von Bindungssicherheit in der Schule

Bindungsstörungen entwickeln sich, wie zuvor bereits erläutert, wenn ein Kind in frühen Entwicklungsphasen traumatische Erfahrungen mit engen Bezugspersonen erleben musste. Diese Beziehungstraumata haben Stress, Angst und körperliche Überreaktionen zur Folge, die sich auf unterschiedliche Lebenssituationen auswirken[50]. Beispielsweise hat sich gezeigt, dass Kinder mit sicherer Bindung kreativer, aufmerksamer und flexibler seien als Kinder, die beispielsweise durch die Trennung ihrer Eltern bereits früh Erfahrungen mit unsicheren Bindungen machen mussten[51]. Dadurch zeigen betroffene Kinder oft wenig Widerstandsfähigkeit gegenüber psychischen Belastungen auf und haben oft Defizite in der Empathie- und Sprachfähigkeit[52].

Für Kinder und Jugendliche sei es dementsprechend wichtig, dass sich in der Schule neue Chancen zu sicheren Bindungserfahrungen eröffnen und sie sich dadurch für neue Erfahrungen öffnen können[53]. Die Entwicklung von sicheren Bindungen in der Schule ist ein langer Prozess, der oft bei einer Bindungsstörung beginnt und über die Bindungsdesorganisation zu seinem Ziel gelangt[54]. Im Folgenden werden unterschiedliche Aspekte erläutert, die die Entwicklung von Bindungssicherheit in der Schule unterstützen.

---

[48] Ebd.
[49] Vgl. ebd.
[50] Vgl. Brisch 2011, S. 154.
[51] Vgl. ebd., S. 153.
[52] Vgl. ebd.
[53] Vgl. ebd., S. 157.
[54] Vgl. ebd., S. 158.

Die Signale der Schülerinnen und Schüler wahrzunehmen und zu interpretieren gilt als wichtige Grundlage, um entsprechend reagieren zu können[55]. Wie bereits beschrieben, begünstigen Schemata und klare Strukturen das Gefühl von Verlässlichkeit und Vorhersagbarkeit, sodass mögliche Ängste abgebaut werden können[56]. Ein wichtiger Aspekt ist dementsprechend ein feinfühliges Interaktionsverhalten, was verhindern soll, dass die betroffenen Schülerinnen und Schüler in einen panikartigen Erregungszustand kommen[57]. Dabei gelten Wertschätzung, Zuwendung und Empathie als wichtige Aspekte[58].

Zudem kann eine dialogische Sprache dazu führen, die Entwicklung von Bindungssicherheit zu unterstützen. Hierzu bleibt festzuhalten, dass die betroffenen Schülerinnen und Schüler darauf angewiesen seien, dass die Lehrkraft die Sprachfunktion übernimmt, indem sie Situationen anspricht und mögliche Problematiken benennt[59]. Diese Dialoge zwischen der Lehrkraft und dem Kind sollten in regelmäßigen Zeitabständen stattfinden, da die Kontinuität eine Bindungsbeziehung entstehen lasse, indem das Kind merkt, dass sie sich auf diese Strukturen und seine Bezugsperson in der Schule verlassen kann[60]. In diesen Gesprächen sei es von Seiten der Lehrkraft sinnvoll, dem Kind oder Jugendlichen gegenüber Verständnis für seine Situation zu zeigen, um ihm Sicherheit zu vermitteln. Dennoch sollten auch Grenzüberschreitungen besprochen werden, um dem Betroffenen ein Gefühl für sein Verhalten zu vermitteln[61]. Hierbei sei es sinnvoll, alternative Handlungsstrategien aufzuzeigen[62]. Die Sprachstruktur kann an dieser Stelle als weiteres wichtiges Kriterium festgehalten werden. Es sei zu beachten, dass Lob von betroffenen Schülerinnen und Schülern oft nicht angenommen werden kann, da es als Lüge empfunden werde. Zunächst müsse dementsprechend die Selbstwahrnehmung und damit einhergehend das Selbstbewusstsein gestärkt werden, um Lob und Anerkennung glaubhaft werden zu lassen[63]. Zudem reagieren diese Kinder sensibel auf Redewendungen, Mimik und Gestik, sodass eine klare Lehrersprache mit positiven

---

[55] Vgl. Ding 2011, S. 63.
[56] Vgl. Brisch 2011, S. 146.
[57] Vgl. ebd.
[58] Vgl. Ding 2011, S. 63.
[59] Vgl. Brisch 2011., S. 147.
[60] Vgl. ebd., S. 148.
[61] Vgl. ebd.
[62] Vgl. Ding 2011, S. 63.
[63] Vgl. ebd., S. 64.

Formulierungen sinnvoll sei[64]. Es sei ebenfalls förderlich, mit dem Kind oder Jugendlichen Entspannungsphasen zu planen und dabei zu besprechen, welche Vorstellungen und Interessen zu beachten sind[65].

Letztlich kann durch Blickkontakt im Klassenraum ebenso Sicherheit und Zugewandtheit vermittelt werden[66]. Dementsprechend wird das Verhältnis zwischen der Lehrkraft und der Schülerin oder dem Schüler durch unterschiedliche Aspekte geprägt, die wiederum erhebliche Effekte auf die Weiterentwicklung des Kindes oder Jugendlichen haben kann[67].

Es kann festgehalten werden, dass das Erleben von neuen, emotionalen Interaktionen dazu führe, dass sich das Gehirn von traumatisierten Kindern und Jugendlichen neu strukturiert und sich positive Bindungserfahrungen verfestigen, sodass sich ein Gefühl von Sicherheit in der Schule entwickeln kann[68]. Erst dadurch kann sich das betroffene Kind von seinem Explorations- und Neugierdeverhalten lenken lassen und sich weiterentwickeln[69]. Die primären pädagogischen Ziele sollten dementsprechend die Stabilisierung, der Vertrauensaufbau und die Kontinuität sein, um durch diesen sicheren Rahmen die Teilhabe an den schulischen Lernprozessen zu ermöglichen[70].

5 Fazit

Wie eingangs beschrieben, stand die Frage nach einem angemessenen Umgang mit Schülerinnen und Schülern, die aufgrund von Traumatisierungen Verhaltensauffälligkeiten in der Schule zeigen, im Fokus dieser Arbeit. An dieser Stelle werden die zentralen Ergebnisse der Auseinandersetzung festgehalten.

Zunächst hat sich gezeigt, dass ein Trauma als Erleben von außergewöhnlicher Bedrohung beschrieben werden kann, durch das Angst und Kontrollverlust ausgelöst werden. Hierbei können unterschiedliche Faktoren beeinflussen, inwiefern ein Trauma entsteht und welcher Verlauf sich in Bezug auf die Persönlichkeitsentwicklung ergibt. Insbesondere hat sich gezeigt, dass der Entwicklungsstand der Betroffenen hierbei als zentral gilt und sich frühe traumatische Erfahrungen auf die Entwicklung von Kindern

---

[64] Vgl. Brisch 2011, S. 148.
[65] Vgl. Ding 2011, S. 65.
[66] Vgl. Brisch 2011, S. 149.
[67] Vgl. Ding 2011, S. 61.
[68] vgl. Brisch 2011, S. 149.
[69] Vgl. ebd., S. 145.
[70] Vgl. Ding 2011, S. 61.

auswirkt. Dennoch hat sich herausgestellt, dass sich das Gehirn der Kinder umstrukturieren kann, indem es beispielsweise in der Schule positive Bindungserfahrungen erlebt.

Die Lehrkraft kann traumatische Erlebnisse beispielsweise in auffälligem Verhalten oder Lernschwierigkeiten erkennen und sollte diese Beobachtungen reflektieren, um darauf entsprechend reagieren zu können. Für traumatisierte Kinder und Jugendliche ist es wichtig, dass sich die Schule als sicherer Ort zeigt, bei dem nicht nur die kognitiven Lernprozesse im Vordergrund stehen. Vielmehr sollte eine angenehme Atmosphäre herrschen, die es den Kindern und Jugendlichen erleichtert, sich auf diese oft angstbehaftete Situation einzulassen und eine Bindung zu Erwachsenen in der Schule aufzubauen.

6 Literaturverzeichnis

Brisch, Karl Heinz: „Schütze mich, damit ich mich finde". Bindungspädagogik und Neuerfahrungen nach Traumata. In: Bausum, Jacob u.a. (Hrsg.): *Traumapädagogik. Grundlagen, Arbeitsfelder und Methoden für die pädagogische Praxis.* 2. Auflage. Weinheim und München: Juventa Verlag, 2011, S. 145-161.

Ding, Ulrike: Trauma und Schule. Was lässt Peter wieder lernen? Über unsichere Bedingungen und sichere Orte in der Schule. In: Bausum, Jacob u.a. (Hrsg.): *Traumapädagogik. Grundlagen, Arbeitsfelder und Methoden für die pädagogische Praxis.* 2. Auflage. Weinheim und München: Juventa Verlag, 2011, S. 57-68.

Fischer, G./ Riedesser, P. (2009). *Lehrbuch der Psychotraumatologie* (4. Auflage). München; Basel: E. Reinhardt.

Schulze, Heidrun: Psychosoziale Traumatologie- eine Annäherung. In: Schulze, Heidrun/Loch, Ulrike/ Gahleitner, Silke Brigitte (Hrsg.): *Soziale Arbeit mit traumatisierten Menschen. Plädoyer für eine Psychosoziale Traumatologie.* 3. Auflage. Baltmannsweiler: Schneider Verlag Hohengehren, 2012, S. 6-54.

Winter, C. (2015). *Tausend Tode und ein Leben. Sexualisierte Gewalt gegen Kinder Ursachen, Folgen und Therapie* (1. Auflage). Stuttgart: W. Kohlhammer.

BEI GRIN MACHT SICH IHR
WISSEN BEZAHLT

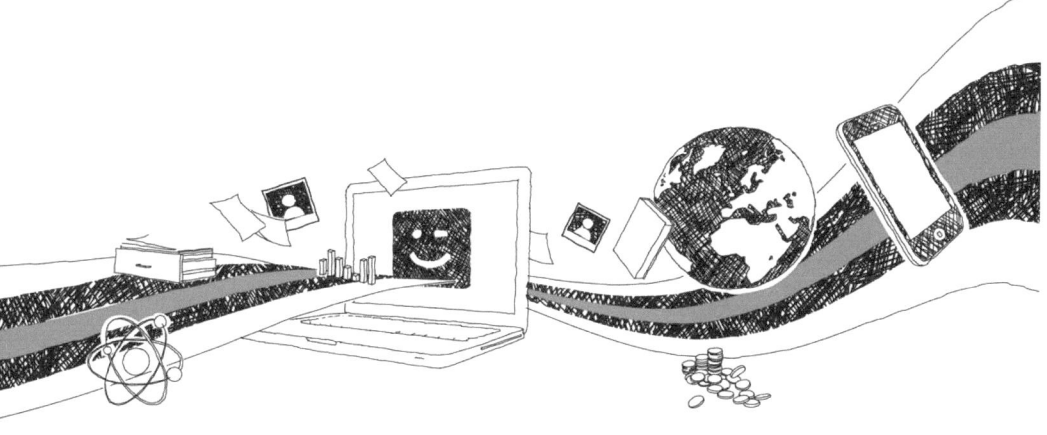

- Wir veröffentlichen Ihre Hausarbeit,
  Bachelor- und Masterarbeit

- Ihr eigenes eBook und Buch -
  weltweit in allen wichtigen Shops

- Verdienen Sie an jedem Verkauf

Jetzt bei www.GRIN.com hochladen
und kostenlos publizieren

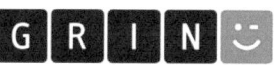